MÉMOIRE

SUR L'UTILITÉ

DES PIÈCES D'ANATOMIE ARTIFICIELLE CHIRURGICALE.

AF372620

MÉMOIRE

SUR L'UTILITÉ

DES PIÈCES D'ANATOMIE ARTIFICIELLE CHIRURGICALE;

Par J.-F. AMELINE,

CHIRURGIEN, PROFESSEUR D'ANATOMIE A CAEN, MEMBRE
DE LA SOCIÉTÉ DE MÉDECINE DE CETTE VILLE,

Associé correspondant de la Société de la faculté de médecine de
Paris, de la Société royale académique des sciences, du Cercle
médical, de la Société de médecine de ladite ville.

Inducti discant, et ament meminisse periti.

PARIS,

IMPRIMERIE DE FAIN, PLACE DE L'ODÉON.

NOVEMBRE 1819.

ANATOMIE

CHIRURGICALE

ARTIFICIELLE.

———

Oɴ reconnaît généralement aujourd'hui que l'anatomie est la base de toutes les connaissances médicales et chirurgicales essentielles : c'est un guide constamment nécessaire dans l'exercice de la médecine et de la chirurgie. Le témoignage des *Riotan*, des *Fernel*, des *Boerhaave*, des *Hoffmann*, etc., est inutile de nos jours. Des preuves irrécusables et d'illustres travaux attestent les rapports immédiats de l'anatomie avec la physiologie, l'hygiène, la pathologie, la doctrine des accouchemens, la thérapeutique et la médecine légale. D'ailleurs, la raison seule doit convaincre tout esprit juste que l'étude de l'homme sain conduit à celle de l'homme malade, et que, si la science de l'organisation cessait de prêter son appui aux autres branches de la médecine, celles-ci perdraient de leur certitude, et par conséquent de leur utilité réelle.

Pénétré de ces idées, désirant faciliter l'étude de l'anatomie aux élèves qui suivaient mes cours, en même temps que je propagerais le goût de cette science, ayant surtout l'espoir de mettre les médecins et les chirurgiens à même d'acquérir des connaissances anatomiques-chirurgicales plus précises que celles qu'ils possèdent généralement, ou au moins de leur rappeler celles que le temps fait nécessairement oublier, j'exécutai, en 1808, le projet formé depuis long-temps (1) de créer des pièces d'anatomie artificielle, dont l'utilité me paraît incontestable (2). La vérité de cette assertion résultera, ce me semble, de l'examen comparatif de mes pièces avec les différens moyens employés jusqu'à ce jour pour atteindre le but que je me suis proposé.

---

(1) Lorsque j'étudiais la médecine, à Caen, en 1783.

(2) L'utilité des *pièces artificielles* d'anatomie, en général, a été reconnue et sanctionnée par M. le baron Percy, dont le nom et les ouvrages ont tant illustré la chirurgie française. (Voyez article *Muséum* du *Dictionnaire des Sciences médicales.*)

GRAVURES.

Le dessin et la gravure, lorsqu'ils représentent avec exactitude les organes du corps humain, n'ont pas les inconvéniens que l'on peut reprocher aux pièces desséchées ; mais ils en offrent d'autres que nous allons signaler.

1°. Ils fatiguent l'attention, parce qu'on est obligé de multiplier les figures à l'infini, lorsqu'on veut examiner un objet sous tous les aspects où il peut être important de l'apercevoir ;

2°. Les organes sont rarement vus dans leurs dimensions naturelles ;

3°. Quelle que soit l'exactitude du dessin, on se forme difficilement une idée juste du relief et de toutes les dimensions des organes ;

4°. Les rapports que l'on peut indiquer sont toujours incomplets. Quelques anatomistes, à la vérité, pour éviter cet inconvénient, ont fait exécuter des gravures superposées, représentant plusieurs couches d'organes ; mais le résultat, comme il était facile de le prévoir, n'a pas répondu à cette idée ingénieuse ; et il faut rester convaincu qu'on ne pourra jamais faire voir ainsi tous les organes en position, et dans leurs rapports naturels.

PIÈCES NATURELLES DESSÉCHÉES.

L'art de préparer les pièces anatomiques en desséchant les muscles, en injectant les vaisseaux, et en les recouvrant d'un vernis qui les protége contre les insectes, prouve plus l'habileté de celui qui se livre à ce genre de travail, qu'il n'offre de ressources à celui qui veut acquérir des connaissances positives. Quoi que l'on fasse, ces pièces, déformées et racornies, ne donneront jamais qu'une idée imparfaite et inexacte de la disposition particulière ou relative des organes.

Outre cet inconvénient, elles n'ont pas l'avantage précieux que mes pièces présentent, celui de permettre d'enlever ou de déplacer presque tous les organes, et, par conséquent, d'examiner les rapports nombreux que ces parties ont entre elles, de montrer, dans toute leur étendue, celles situées profondément, d'en reconnaître les limites, etc., etc.

PIÈCES EN CIRE.

On ne peut révoquer en doute l'utilité des pièces anatomiques en cire (1). Les travaux successifs (2) de *Zumbo*, de *Desnoues*, de *Bienchi*, de *Fontana*, de *Laumonier*, et de M. *Pinçon*, ont tellement contribué aux progrès de la science de l'organisation de l'homme que, sur la demande qui en fut faite par l'école de médecine et l'institut, le gouvernement établit à Rouen, en 1807, une école spéciale de modelage en ce genre, sous la direction de M. *Laumonier*. Cependant on ne peut dissimuler que les pièces artificielles ainsi préparées, ont encore plusieurs inconvéniens remarquables. 1°. Les rapports des organes indiqués, dans les pièces en cire, sont bornés; 2°. cette circonstance forcerait de multiplier ces pièces à l'infini, si l'on voulait présenter, sous divers points de vue, les différentes parties du corps

---

(1) Rapports faits à l'institut et à la faculté de médecine de Paris. (*Bulletin de la société de la faculté de médecine de Paris*, tom. II, in-8°.)

(2) *Dictionnaire des Sciences médicales*, mot *Muséum anatomique*.

humain, ce qui est indispensable pour en bien connaître les rapports et les connexions ; 3°. cette connaissance serait encore imparfaite, vu la difficulté de se représenter dans l'esprit l'ensemble des objets, vus séparément sur un grand nombre de pièces séparées ; 4.° en supposant que l'on tentât de modeler en cire, isolément les organes, et de les réunir pour en former un des membres abdominaux, par exemple, ou un homme entier, ce qui offrirait les plus grandes difficultés, on conçoit de suite qu'il serait impossible de se servir de ces pièces pour l'étude, ou bien alors ces parties déformées ne retraceraient plus que des images inexactes. Il existe dans les cabinets de Florence une grande pièce d'anatomie artificielle, dont les muscles, en bois blanc, sont, dit-on, assez bien imités. Si nous jugions ce travail du célèbre *Fontana*, d'après une pièce analogue déposée dans les cabinets de l'école de Paris, nous serions portés à croire qu'on ne peut donner, par ce moyen, qu'une idée imparfaite des objets que l'on veut représenter.

PIÈCES ARTIFICIELLES DE L'AUTEUR.

En même temps que je donnerai quelques **généralités** sur la composition de mes pièces **artificielles**, j'indiquerai en peu de mots les avantages précieux que l'on doit en retirer dans *l'enseignement* et dans *l'exercice de l'art.*

ENSEIGNEMENT.

L'étude de ces pièces artificielles peut suggérer le goût de l'anatomie, à des individus qu'une répugnance bien naturelle pour l'aspect d'un cadavre, éloignerait des recherches anatomiques (1). La satisfaction que l'on éprouve en examinant ces pièces composées d'objets aussi étonnans par la variété de leurs formes, de leur esprit, de leur distribution, de leur usage, n'est-elle pas un puissant aiguillon pour faire naître à l'esprit le moins avide de connaissances le désir d'étudier l'homme sur l'homme lui-même ?

---

(1) Un élève qui s'est distingué à l'école de médecine de Paris, le docteur Londe, doit à quelque temps de méditation sur ma pièce, le goût qu'il a depuis contracté pour l'anatomie.

8

Je passe de suite à la description des avantages
que mes pièces présentent dans l'étude des différentes branches de l'anatomie.

Ostéologie. — Plusieurs anatomistes moder-
nes dont les ouvrages sont classiques (1), en
décrivant les os du squelette, ont indiqué avec
soin les parties molles qui recouvrent les organes, celles qui s'attachent à leur surface, ou enfin qui pénètrent dans leur intérieur, etc., etc.
Ne peut-on pas se demander si les élèves retire-
ront de grands avantages de cette méthode généralement suivie dans les cours particuliers, si
le professeur se borne à présenter un os des-
séché, et totalement débarrassé des chairs qui
l'environnent? Si les attaches et les rapports
des muscles et des parties voisines, étaient indiqués en même temps sur une pièce artificielle,
la leçon faite d'après ces mêmes principes,
ne serait-elle pas plus profitable? Les préparations naturelles et fraîches, loin d'être pré-
férables dans ce cas particulier, aux pièces artificielles, ne pourraient les remplacer, vu la
difficulté, pour ne pas dire l'impossibilité, de
maintenir et de remettre en position les diffé-

---

(1) Boyer, *Traité d'anatomie.*

rentes parties, et notamment les muscles qu'on est obligé de déplacer ou d'enlever pour montrer les os sous-jacens. C'est ce dont je me suis convaincu, lorsque je décrivais à mes élèves l'os de la mâchoire inférieure, l'os coxal, et plusieurs autres os du corps humain.

Myologie. — On peut voir de suite, en examinant mes pièces avec attention, que je suis parvenu à copier exactement la forme, les dimensions, la couleur et la distribution des fibres de tous les muscles. Je n'ai pas mis moins de soin à fixer leurs attaches, à saisir leur direction et leur ensemble. Mes pièces artificielles sont en outre disposées de telle sorte, que chaque muscle peut être détaché du membre dont il fait partie pour être étudié isolément. Cette circonstance m'a suggéré quelques-unes des réflexions suivantes.

Sous le rapport de leurs formes extérieures, on a divisé les muscles, comme les os, en *longs, larges* et *courts ;* mais cette manière générale n'indique qu'imparfaitement la conformation de ces organes, et, toutes leurs dimensions étudiées en position sur le cadavre, on acquiert quelquefois difficilement une idée exacte de leur conformation; dégagés entièrement des parties qui les environnent, et de celles sur lesquelles ils étaient appliqués, ils changent tellement de forme, qu'un muscle contourné en concave, devient droit ou convexe. Il était donc à désirer qu'on pût mouler, pour ainsi dire, des muscles de manière à rendre, non-seulement leur conformation générale, mais encore leur épaisseur relative dans divers points de leurs surfaces, afin de montrer aux élèves des muscles isolés comme on leur présente habituellement des os, dans le cours d'ostéologie : aussi ai-je vu de jeunes anatomistes que la forme des muscles ainsi modelés, et que j'offrais à leur examen, avait tellement frappés, s'empresser d'étudier les rapports de ces parties sur ma pièce artificielle. Après avoir vérifié ces mêmes rapports sur le cadavre qui servait à ma leçon, ils préparaient avec la plus grande facilité, des muscles dont la dissection fatigue ordinairement les étudians(1).

Les muscles changent de forme et de dimensions, suivant qu'ils sont dans le repos ou en action ; quelques portions de ces organes s'allongent, d'autres se raccourcissent.

En présentant aux élèves des muscles mo-

______

(1) Les muscles de la région cervicale postérieure, par exemple.

delés dans ces divers états, on fixe davantage
leur attention que par de simples discours; c'est
ainsi que, dans mes leçons, je fais voir, par
exemple, les différences remarquables qui existent entre le deltoïde modelé sur un bras abais-
sé le long du tronc, ou pris sur le même muscle le bras étant dans l'élévation; entre le long
supinateur considéré sur un avant-bras en pro-
nation, ou sur le même membre en supination.

Après avoir étudié comparativement sur le
cadavre et sur mes pièces artificielles, les muscles de toutes les régions du corps, je montre
l'ensemble du système musculaire sur un homme artificiel. C'est dans ces récapitulations que
je rappelle aux élèves quelques-unes des considérations que l'immortel Bichat a développées
dans son *Anatomie générale*.

Je leur fais voir que les muscles longs occupent, en général, les membres à la conformation desquels la leur est acommodée; qu'à
mesure qu'ils deviennent plus profonds (ce
que je prouve en les enlevant successivement),
ils sont aussi plus courts, et presque toujours
destinés à moins de mouvemens; que tout
muscle long est en général plus épais dans son
milieu que dans ses extrémités; que les muscles larges occupent les parois des cavités; que

les muscles courts se trouvent dans les endroits où il faut beaucoup de force et peu d'étendue de mouvement.

Je ne terminerai pas le paragraphe sans annoncer que j'ai trouvé le moyen de faire des muscles artificiels élastiques qui seront d'un puissant secours pour exposer la théorie des mouvemens et des luxations.

Névrologie. — Il est aisé de prévoir de quel avantage sont mes pièces artificielles, pour favoriser l'étude de quelques parties du système nerveux dont la préparation exige une dextérité qui appartient presque exclusivement aux prosecteurs de profession, et à ceux qui se livrent spécialement à l'art de l'anatomiste. D'ailleurs, on est obligé d'employer un temps considérable pour faire ces préparations, en supposant qu'on ait les matériaux à sa disposition et le temps nécessaire pour les exécuter.

On peut acquérir par l'étude de mes pièces une idée exacte du volume, de l'origine, du trajet, des connexions, des rapports, de la terminaison des nerfs, de leurs branches, de leurs rameaux, etc., dispositions qu'on oublie facilement. On peut voir sur mon mannequin anatomique tous les nerfs du corps humain, en rapport avec tous les organes qui les environ-

nent ; les parties qui le composent étant disposées de manière à pouvoir enlever les organes superficiels, pour démontrer les branches
profondes. Je multiplie au besoin, en déta-
chant tel ou tel muscle, des préparations dont
l'exactitude ne peut être contestée (1).

Sur quelques-unes de mes pièces, j'ai donné
des couleurs variées à des branches de nerfs
appartenant à différens troncs, afin d'en saisir
plus promptement la distribution. Cet artifice
est, je crois, sans inconvénient; il suffit d'en
être prévenu et d'avoir étudié une fois la structure des nerfs sur le cadavre pour être à l'abri
des idées fausses que ces couleurs variées ne
suggéreraient d'ailleurs qu'à des esprits d'une
trempe plus que commune.

Angéiologie. — L'étude de l'angéiologie est

---

(1) Les préparations des nerfs conservés dans l'alcohol
et les solutions de sublimé, ont plusieurs inconvéniens,
parmi lesquels il suffit de citer la difficulté de conserver
des pièces d'un grand volume ; la nécessité d'enlever
plusieurs organes dont les rapports sont importans ; les
altérations qu'éprouvent ces mêmes parties par l'action
des liqueurs dans lesquelles elles sont plongées, les
changemens des rapports des filets nerveux pour mieux
les faire apercevoir, etc.

sans contredit de la plus haute importance pour le chirurgien. Veut-il, en effet, mettre à découvert une artère d'un certain calibre pour en faire la ligature : la mémoire ne lui fournit souvent sur son trajet que des images confuses. Il faut cependant qu'il se le représente avec une telle exactitude, que l'incision tombe immédiatement sur le vaisseau, ou ne s'en éloigne que d'une distance infiniment petite. Il faut qu'il sache en outre à quelle profondeur doit pénétrer son instrument, etc. Et si, comme cela arrive souvent, il a perdu de vue les rapports importans que l'étude habituelle des pièces artificielles aurait fixés dans son esprit, doit-on espérer de ses soins quelques heureux effets ? N'est-il pas probable, au contraire, que la mort du malade pourra être le résultat de ses aveugles manœuvres ? Je pourrais malheureusement citer des faits à l'appui de ce que j'avance........ Cette digression m'a éloigné de mon but. Pour éviter des longueurs et des répétitions inutiles, je me bornerai à rappeler que mes pièces artificielles offrent, pour indiquer aux élèves la disposition des vaisseaux, les mêmes avantages que nous leur avons reconnus dans l'étude du système nerveux et des muscles (1).

Je n'ai pas encore pu m'occuper assez des préparations artificielles des viscères pour pouvoir assurer si mon procédé aurait quelques avantages sur les pièces naturelles desséchées, ou sur les pièces en cire. Je croirais pourtant pouvoir prononcer affirmativement.

Des ouvrages justement estimés guident les élèves dans leurs recherches anatomiques (2). Leur lecture épargne aux élèves des tâtonnemens toujours fréquens lorsqu'on cherche sur le cadavre la position et les rapports d'un organe que l'on étudie pour la première fois. Mes pièces artificielles me paraissent également très-propres à éclairer les jeunes anatomistes dans leurs dissections. On trouve, par exemple, avec plus de promptitude tous les filets fournis par un tronc de nerf, lorsqu'on a sous les yeux une copie fidèle de cet organe. Quels que soient les avantages des procédés enseignés dans les *manuels*, ils ne peuvent balancer

---

(1) Les vaisseaux lymphatiques peuvent être aussi facilement imités que les vaisseaux sanguins et les nerfs.

(1) *Maigrier*, Manuel de l'anatomiste ; *Marjolin*, Manuel de l'anatomiste.

ceux qu'offriront toujours des *images*, et c'est ce que l'expérience m'a démontré. J'ai vu de mes élèves exécuter de suite, à la faveur de ces deux moyens réunis, des préparations qu'ils auraient faites moins fidèlement, quoiqu'ils y eussent employé plus de temps, dans toute autre circonstance.

La présence des squelettes dans les laboratoires d'anatomie, prouve au moins que des *hommes artificiels* n'y seraient pas déplacés.

Il serait bon, ce me semble, qu'un *homme artificiel* fût exposé dans les salles des examens de nos écoles, ou au moins dans celles des juris destinés à recevoir les officiers de santé. Ce moyen mettrait quelquefois les candidats sur la voie d'une réponse satisfaisante, en même temps qu'il offrirait la facilité de s'assurer s'ils ont des connaissances exactes.

Ainsi, par exemple, on pourrait détacher de la pièce entière tel muscle, telle artère, et reconnaître par là si le récipiendaire a une idée assez positive de ces organes, pour s'apercevoir de leur absence, pour indiquer ensuite leur position et leurs rapports avec les parties qui leur seraient présentées. Ce serait peut-être la meilleure marche à suivre pour découvrir la supercherie qu'emploient quelques jeunes gens qui, par un faux calcul, apprennent l'anatomie *par cœur*, dans *leurs livres*, et dont les réponses sont, en apparence, quelquefois satisfaisantes.

EXERCICE DE L'ART.

Après avoir indiqué le parti que l'on pourrait tirer des pièces artificielles dans l'enseignement, je vais tracer un tableau rapide des avantages qu'elles offriront au médecin et au chirurgien, lorsque, plus tard, ils viendront à exercer leur profession.

Tout le monde convient qu'il ne suffit pas d'avoir vu une fois ou deux les organes du corps humain, isolés de ceux qui les environnent, pour pouvoir se rappeler fidèlement leur conformation et leurs rapports, lorsqu'on a quitté depuis quelque temps le scalpel. Si ces rapports, très-importans à bien connaître, surtout dans l'exercice de la chirurgie, ne se représentent quelquefois que d'une manière confuse à la mémoire de celui qui vingt fois a bien disséqué les mêmes parties, comment fera, pour se les rappeler, celui qui ne les aura vus qu'une ou deux fois, et peut-être imparfaitement ? Peut-on nier, dans ce cas, l'utilité de mes pièces artificielles ? Sans doute il vaudrait mieux que tous les médecins et les chirurgiens renouvelassent tous les ans , et dans quelques occasions particulières leurs connaissances anatomiques , en se livrant à des dissections pratiques ; mais, d'ici à long-temps , peut-être même jamais , on n'établira de laboratoires d'anatomie dans beaucoup de villes, et surtout dans les bourgs et les villages : encore est-on obligé d'avouer qu'un grand nombre des gens de l'art , retenus par divers préjugés , par la crainte de compromettre leur santé , ou enfin peu disposés à se livrer de nouveau à des recherches pénibles et rebutantes , sous quelques rapports, ne profiteraient pas de ces circonstances favorables, lors même qu'elles seraient mises à leur disposition. Il faut donc convenir, en dernière analyse , qu'il est des lieux et des considérations personnelles qui s'opposent formellement à ce que les praticiens se livrent à des dissections , et qu'alors il est utile, et même indispensable , qu'ils puissent acquérir, dans l'occasion , des connaissances exactes sur des modèles analogues aux miens. Ne serait-il pas du plus grand intérêt, pour l'art et l'humanité, de propager, dans la classe trop nombreuse des officiers de santé , des connaissauces anatomiques dont elle est généralement dépourvue. Exerçant, la plupart, dans les campagnes, où les préjugés et une infinité de circonstances, s'opposent aux dissections des cadavres humains; ne serait-il pas en outre de la plus indispensable nécessité qu'ils eussent tous un *homme artificiel* qu'ils consulteraient dans une infinité de cas? Je suis persuadé que les jeunes gens qui, aujourd'hui, se proposeraient d'embrasser la même profession que ces individus, réfléchissant à la position dans laquelle ils se trouveraient plus tard, éloignés alors des sources d'instruction vers lesquelles le besoin de subir leurs examens les auraient appelés, s'empresseraient de faire des *copies fidèles* des parties du corps dont ils étudieraient la conformation et la structure, et se prépareraient ainsi des ressources qui, dans la suite, leur seraient d'un secours d'autant plus efficace que la copie rappellerait à leur esprit l'état naturel des choses.

Si les membres des jurys, si les professeurs des écoles exigeaient de chaque candidat, qu'il présentât une ou plusieurs pièces ainsi préparées, ils acquerraient sans contredit la certitude que le récipiendaire conserverait longtemps une idée exacte des parties qu'il aurait imitées par ce procédé. En propageant le goût des pièces artificielles on propagerait la science elle-même , et la société ne verrait pas des hommes, dont l'éducation médicale est tout-à-fait tronquée, commettre dans la pratique une infinité d'erreurs dont la science n'a pas moins à gémir que l'humanité ; alors deviendraient plus rares ces procès verbaux qui souvent ne prouvent que l'ignorance de celui qui les a rédigés.

On aurait tort de conclure de ce que nous venons de rapporter, que les officiers de santé doivent seuls cultiver la pratique de l'anatomie artificielle ; je suis persuadé , parce que j'en ai fait moi-même l'expérience, que l'élève qui, ayant une pièce bien préparée sous les yeux, s'exercera à ce genre de travail , acquerra une précision, une exactitude, dans la connaissance des rapports, qu'il serait difficile d'obtenir aussi sûrement en suivant une autre marche. Dans les travaux anatomiques ordinaires , on étudie bien chaque système d'organes, chaque appareil, chaque organe même isolément , mais ne doit-on pas faire succéder à cette étude analytique, une véritable synthèse qui puisse donner une idée précise de l'ensemble de l'organisation ? Après une pareille étude , serait-il possible qu'un médecin n'eût pas toujours présentes à l'esprit, la structure, la composition d'une machine qu'il aurait analysée dans tous ses détails, et qu'il aurait ensuite recomposée de toutes pièces.

Un ouvrage classique justement estimé, l'Anatomie du professeur Boyer, nous présente cet intéressant tableau analytique, si utile au chirurgien praticien; l'auteur décrit dans chaque région, l'ordre successif des différentes parties en procédant de la peau vers les os. Le docteur Beullac, guidé par des vues analogues à celles de ce professeur, a soutenu cette année, à la faculté de médecine de Paris, une thèse sur l'anatomie chirurgicale de l'épaule et du pli du bras. Les tableaux multipliés qu'offre en relief mon mannequin anatomique, me semblent propres à donner une idée plus précise de la disposition particulière des diverses régions du corps, et de l'anatomie essentiellement chirurgicale, que ces simples descriptions à l'exactitude desquelles on ne peut d'ailleurs rien ajouter.

Si une pièce semblable était déposée dans un cabinet public, elle pourrait être consultée et comparée par des élèves qui auraient étudié la nature, et, chaque semaine, un conservateur offrirait un nouveau tableau. Ce tableau serait double, puisqu'on pourrait laisser en place du côté droit ce qui serait enlevé du côté gauche. On ne peut contester les avantages qui résulteraient de cette étude comparative; je crois donc inutile de m'étendre sur ce sujet.

Au moment de pratiquer une opération importante, les chirurgiens se font un devoir de se retracer l'image des organes sur lesquels ils doivent porter un instrument salutaire : les uns consultent la nature, et divisent sur le cadavre les parties sur lesquelles ils doivent agir : les autres, privés de cet avantage, ont recours à un traité d'anatomie, et surtout à l'analyse du professeur Boyer dont nous avons parlé; on sait que les hommes que leur mérite a placés à la tête des grands hôpitaux, ont presque seuls l'avantage de pouvoir se livrer à des dissections pratiques, tandis que la lecture des ouvrages d'anatomie est la seule ressource qui reste au plus grand nombre des chirurgiens qui ne se trouvent pas dans des circonstances aussi favorables. Ces derniers, en invitant un conservateur à leur présenter sur la pièce la copie des parties qu'ils veulent étudier, verraient sur-le-champ tous les détails relatifs à la disposition de ces mêmes parties, avec autant d'exactitude que s'ils eussent consulté une préparation naturelle, faite sur l'homme même.

Il est souvent utile de conserver une image
fidèle des altérations des organes qui puisse servir de traduction aux descriptions, et à l'histoire des maladies. Les préparations en cire
rendent quelques-unes de ces lésions organiques
avec une vérité frappante (1). Je pense néan-
moins que, si la cire a sur mes pièces un
avantage réel, lorqu'il s'agit de copier des altérations des viscères, où le coloris et la transparence sont ce qu'il importe le plus de rendre fidèlement, mon procédé en offre, à son
tour, de non moins importans, et qu'il serait
difficile de lui contester. Ainsi je puis rassembler sur une seule pièce, une infinité de rapports, imiter parfaitement les changemens va-
riés que les muscles, les vaisseaux et les nerfs
ont éprouvés dans leurs dimensions et dans
leur direction ; enfin, pour exprimer mon idée
toute entière, je crois pouvoir avancer que les
préparations en cire ne montrent une altération organique *que sous un point de vue*, ou
qu'elles ne représentent qu'une coupe de cette
lésion, tandis que par mon procédé, pour co-

---

(1) Collections exposées dans les cabinets de l'école de
Paris.

pier un cas pathologique, il faut, à la vérité, imiter séparément chaque tissu qui environne ou constitue l'altération, rassembler toutes les parties constituantes, modelées et coloriées d'après nature, lors de la dissection de l'altération organique : mais aussi, on peut acquérir sur la même pièce, une idee juste de l'ensemble et des détails que l'on a observés en disséquant la pièce naturelle.

Si l'on reconnaît avec raison que les collections d'histoire naturelle tirent un parti très-avantageux des préparations en cire, pour conserver les images des organes de quelques animaux dont les effets argentés s'éteignent au sortir de l'eau (1), dont les membranes, quand elles sont enduites de vernis, acquièrent une transparence vitreuse, qui ne leur est pas naturelle ; si ce procédé est également applicable aux mollusques , dont la consistance, comme muqueuse, ne se prête à aucun autre moyen satisfaisant de conservation, ne doit-on pas convenir aussi que les procédés que j'emploie sont plus utiles pour indiquer quelques dispositions remarquables des organes, telles ,

---

(1) Rapport de l'école, sur les pièces de M. Laumonier.

par exemple, que des muscles, des vaisseaux, des nerfs ?

D'un autre côté, des pièces artificielles analogues aux miennes, et dans lesquelles les muscles et les vaisseaux superficiels seraient imités avec une grande exactitude ne pourraient-elles pas tenir lieu aux peintres et aux dessinateurs des préparations en cire, et remplacer au moins avantageusement les gravures.

Il me semble résulter également de ce que j'ai dit jusqu'ici que les vétérinaires devraient faire l'application de mon procédé à la préparation de quelques régions remarquables du corps de plusieurs animaux domestiques, et même à celle de la totalité de quelques-uns de ces animaux.

Enfin, dans l'éducation commune, dont les notions anatomiques générales devraient faire partie, n'y aurait-il pas de l'avantage à donner une idée sommaire de l'organisation, à l'aide de mes pièces artificielles qui n'inspireraient pas une répugnance bien naturelle à quiconque n'est pas attiré par le goût de l'anatomie, et par le désir de se former à la profession qu'il a choisie ? Combien d'hommes instruits, pour qui rien n'est étranger que la connaissance d'eux-mêmes, s'empresseraient alors d'acquérir, sur ces nouveaux corps artificiels, un aperçu général de cette science sublime qui soulève le voile que la nature a jeté sur notre organisation ?

COPIE DU RAPPORT

FAIT A L'INSTITUT, LE 19 OCTOBRE 1819,

SUR

LA PIÈCE D'ANATOMIE ARTIFICIELLE

DE M. AMELINE.

L'ACADÉMIE, dans une de ses dernières séances, nous a chargés, M. Portal et moi , de lui faire un rapport sur l'espèce de mannequin anatomique que lui a présenté M. Ameline, médecin à Caen , ainsi que sur les nombreux avantages attribués par l'auteur à cette machine pour l'étude de l'anatomie.

Chacun de nous a vu par les explications de M. Ameline qu'il s'agit d'un squelette humain dans les cavités duquel sont placés des organes, des viscères , des vaisseaux de tout genre, des

nerfs imitatifs, et dont les surfaces extérieures,
sont garnies et revêtues de muscles, d'aponé-
vroses, de membranes plus ou moins ressem-
blans; le tout revêtu d'une enveloppe qui figure
les tégumens communs, et donne au sujet,
quand elle est en place, l'aspect d'un homme
nu, et quand elle est enlevée, celui d'un corps
humain écorché.

Déjà considérée comme telle, et vue exté-
rieurement, la machine de M. Ameline inté-
resse et peut instruire; mais, ne montrant que
les couches les plus externes des muscles avec
leurs tendons et leurs diverses trames, elle ne
pourrait être, en cet état, que d'une médio-
cre utilité. C'est dans ses détails, dans l'arran-
gement, dans la multitude, dans l'amovibilité
de ses pièces, qu'elle est réellement curieuse,
et qu'elle peut servir, jusqu'à un certain point,
à faire connaître la structure et l'organisation
de l'homme; et parmi ces pièces, ce sont les
muscles et leurs dépendances qui sont les mieux
représentés. Tous sont en cartons, comme la
peau l'est elle-même. Leur forme, leur couleur,
leur position, leurs rapports mutuels, ont
assez d'exactitude. Il ne leur manque que cet
inimitable tissu cellulaire ou lamelleux qui les

sépare dans l'état de mort et de vie; que cette mollesse qu'ils conservent après que celle-ci a cessé, à moins qu'un tétanos complet ne l'ait terminée. Nous pourrions ajouter qu'on n'y trouve pas non plus ces masses, ces degrés variables d'épaisseur et de force, qui sont si importans à évaluer sur le cadavre. Mais ce serait exiger l'impossible, que de se plaindre de cet inévitable défaut.

Les muscles superficiels en couvrent d'autres, ou cachent des parties qui deviennent visibles par l'enlèvement des premiers, et la facilité de cet enlèvement n'est pas ce qu'il y a de moins remarquable dans la machine; l'auteur les ôte et les remet à volonté. Il charge une table des débris de son mannequin qu'il recompose presqu'aussi vite qu'il l'a décomposé, et, avec un peu d'exercice, chacun pourrait en faire autant.

A mesure qu'il ôte une partie, on peut examiner celle qui est dessous, et successivement arriver à la découverte de ce qui est situé le plus intérieurement. C'est ainsi qu'il met en évidence les vaisseaux et les nerfs qu'il est le plus essentiel de bien connaître, et qu'il manifeste surtout la marche et la profondeur de ces artères, que depuis quelque temps on a cessé de regarder comme inaccessibles à la ligature dans certains anévrismes.

Nous ne dirons rien des cavités splanchniques. M. Ameline n'a pu donner qu'une idée imparfaite des parties qu'elles renferment, et on regrette qu'à l'ouverture de l'abdomen dont il a d'ailleurs si bien imité l'enceinte et les parois, on n'aperçoive que des simulacres informes des viscères qui doivent y être contenus.

Mais on est dédommagé en considérant les coupes adroites à la faveur desquelles il a fait pénétrer nos regards jusqu'au fond du pharynx et du larinx; et mis sous nos yeux l'admirable construction de ces parties.

Les deux bras peuvent être isolés du tronc, afin de faciliter l'étude loin du sujet. Ils ont, comme le reste du corps, leur étui en carton, couleur de peau ou de chair, dont on peut aussi les dépouiller et les regarnir.

Le mannequin de M. Ameline offre des avantages qui, pour être un peu au-dessous de ceux que lui a supposés l'auteur, n'en sont ni moins réels, ni moins recommandables; nous aimons à convenir que les gens du monde, à qui la vue et l'odeur d'un cadavre causeraient trop de répugnance, pourraient acquérir quelques connaissances d'eux-mêmes sur cet ingénieux artifice, sans qu'aucun dégoût vînt troubler leur contemplation. Nous nous plaisons encore à avouer qu'un étudiant en anatomie, faute de toute autre ressource, trouverait à ébaucher son instruction, à se familiariser avec les noms, les divisions, les notions descriptives de la science, en maniant les différentes pièces qui ont toutes un numéro indicatif, en les examinant dans leur ensemble, en les séparant les unes des autres, et en les remettant par ordre à leurs places respectives ; enfin, nous voulons bien être d'avis que l'anatomiste tout formé puisse, dans l'occasion, se rappeler devant une pareille image des détails échappés de sa mémoire ; mais qu'on prétende en faire un objet classique, et un moyen d'enseignement ; qu'on établisse la possibilité de devenir anatomiste avec ce fantôme d'anatomie, c'est ce que nous ne penserons et n'admettrons jamais ; et, sur ce point, nous n'avons pas même besoin d'en appeler aux lumières et à la bonne foi de M. Ameline, qui, dans plus d'une circonstance, a professé la même opinion. Nous ne savons même s'il y aurait un grand parti à tirer de la machine dans les écoles de dessin, de peinture et de sculpture, où il faut des modèles exacts et assez mobiles pour se prêter aux poses et aux attitudes nécessaires.

Mais, quoi qu'il en soit, il y a dans le plan et dans la construction de cette machine, du génie et de l'habileté. Elle a exigé beaucoup de réflexions, de longs et itératifs essais, et une grande persévérance. Il nous semble qu'elle n'est pas indigne d'être citée parmi les produits les plus étonnans de l'industrie française, et nous devons former des vœux pour que l'homme laborieux et éclairé, à qui on en est redevable, reçoive, dans son pays même plutôt que chez l'étranger, qui déjà lui a fait des propositions séduisantes, le prix des sacrifices et du travail qu'elle lui a coûtés.

Ce doit être un objet cher; car on ne peut rien mouler dans sa confection. Il faut, pour chaque mannequin, travailler sur de nouveaux frais, c'est-à-dire faire de nouvelles pièces, à moins qu'on ne rencontre des squelettes de dimensions toutes semblables, ce qui ne peut guère se supposer.

L'idée de cette espèce de plastique anatomique, par la superstration des parties, n'est pas nouvelle. On la trouve dans plusieurs livres du seizième et du dix-septième siècles, où des planches gravées, posées les unes sur les autres, laissent voir, en les soulevant chacune à son tour, tantôt l'intérieur de la poitrine, tantôt celui du bas-ventre, ainsi du reste. On est allé long-temps visiter, dans le cabinet de la demoiselle Beiron, rue Saint-Jacques, à Paris, de ces cadavres factices qu'elle fabriquait elle-même, en cire colorée, et dans lesquels les organes internes étaient rendus visibles, en découvrant la cavité qui les recélait.

Mais ce fut le célèbre *Fontana* qui réussit le mieux dans ces sortes d'imitations. On sait qu'il avait construit le corps d'un homme en bois blanc très-léger, et que chacune des parties principales pouvait être détachée du tout et être examinée isolément. Les muscles surtout étaient bien figurés, et il avait trouvé moyen de les emboîter les uns dans les autres, de manière à ce qu'ils pussent réciproquement être séparés.

Nous ajouterons que dans ces derniers temps l'accoucheur *Dufay* a fait peindre, par un des meilleurs élèves de Régnault, une femme de grandeur naturelle, dans l'attitude d'accoucher, chez laquelle, en ouvrant successivement plusieurs volets en fer battu, posés les uns sur les autres, et représentant chacun, avec une grande fidélité, des parties différentes, on voit les progrès du travail de la parturition, et on peut assez bien connaître l'organisation la plus secrète et les phénomènes les plus mystérieux.

Mais M. *Ameline* a surpassé tout ce qu'on a pu faire et tenter dans ce genre, et on ne saurait même, sans injustice, lui contester le titre d'inventeur. C'est dommage que son mannequin soit si cher. Son acquisition dans quelques établissemens publics, tels que les colléges et les écoles militaires, ne serait pas sans utilité, et nous devons désirer qu'il parvienne un jour à en mettre le prix à la portée d'un plus grand nombre d'amateurs.

En attendant, nous estimons que l'Académie doit donner à M. *Ameline* d'honorables témoignages de satisfaction et de bienveillance, en invitant en même temps ce laborieux et zélé anatomiste, à redoubler d'efforts pour perfectionner de plus en plus une machine dont elle a reconnu le mérite dans l'état où elle lui a été présentée, et à laquelle elle accordera, avec

plus de plaisir encore, de nouveaux suffrages,
lorsqu'elle aura reçu les améliorations dont elle
est susceptible.

Signé PORTAL;

PERCY, rapporteur.

L'académie approuve le rapport, et en adopte les
conclusions.

Certifié conforme, etc.

Et a signé le secrétaire perpétuel,

DELAMBRE.

EXTRAIT

DES REGISTRES DE LA SOCIÉTÉ DE MÉDECINE DE CAEN.

SÉANCE DU 4 FÉVRIER 1817.

M. AMELINE qui, dans la séance précédente, a invité les membres de la société à se transporter chez lui pour examiner une pièce anatomique artificielle de son exécution, présente aujourd'hui, à la société réunie, une main et une tête artificielles qu'il a également exécutées de manière à étonner ses collègues, si le mérite de l'auteur ne leur était connu depuis long-temps. En effet, M. Ameline, avec du temps, de la patience, un zèle infatigable, que rien n'a rebuté, et surtout de profondes connaissances anatomiques, est parvenu à exécuter sur un squelette naturel d'adulte, au moyen du carton auquel il a donné la forme et la direction des muscles, plus du fil et de la soie diversement coloriés, et représentant les artères, les veines, les nerfs, etc.; M. Ameline, dis-je, est parvenu à exécuter de toutes pièces un sujet complet d'anatomie artificielle qui permet , au moyen de crochets, de mettre successivement à découvert les parties profondément situées , et d'étudier en tout temps cette science d'images , en offrant aux élèves et aux hommes instruits, toutes les parties du corps humain dans un rapport toujours exact.

Cette pièce, qui a le mérite de la nouveauté, est entièrement due au génie inventif de M. Ameline. La compagnie l'a examinée avec beaucoup d'attention et d'intérêt. Elle donne son suffrage à l'auteur , le félicite sur son premier succès , et l'engage à perfectionner de plus en plus cet utile et précieux travail.

Signé LE QUÉRU ,

Docteur-Médecin , Secrétaire.

SOCIÉTÉ ROYALE

ACADÉMIQUE DES SCIENCES.

SECTION DE MÉDECINE.

RAPPORT

SUR DES MODÈLES D'ANATOMIE ARTIFICIELLE,

Présentés par M. Ameline, Chirurgien et Professeur d'anatomie à Caen.

Messieurs,

Dans la séance du 7 septembre, vous avez nommé MM. Pajot-Laforêt et moi , pour prendre connaissance de diverses pièces d'anatomie artificielle, qui vous ont été présentées par M. Ameline , professeur d'anatomie à Caen , et vous nous avez chargés de vous faire un rapport à ce sujet.

Nous avons accepté cette mission avec d'autant plus de plaisir, que déjà nous connaissions une partie du beau travail de M. Ameline, et que, depuis long-temps, nous faisions des vœux pour que cet habile anatomiste pût offrir enfin l'image de toutes les parties dont se compose le corps humain.

M. Ameline nous a présenté, 1°. plusieurs muscles détachés ; 2°. une jambe avec une portion de la cuisse ; 3°. une portion d'un bras, tenant à l'avant-bras et à la main ; 4°. une tête ; 5°. une figure entière, représentant l'homme nu et debout. Le tout est exécuté en carton ; et chaque pièce, portrait fidèle de son modèle naturel, tant pour la forme que pour la couleur, etc., peut être montée et démontée à volonté, de manière que, dans quelques instans, l'on a séparé ou réuni les parties qui constituent l'ensemble du corps. Cet ensemble est disposé sur une charpente osseuse ; et, à l'exception des os, du périoste et de quelques ligamens articulaires, tout, dans cette belle anatomie, est l'ouvrage de M. Ameline.

Nous ne parlerons pas des nᵒˢ. 1 et 2 ; ce que nous pourrions en dire devant trouver sa place dans la description des nᵒˢ. 3, 4 et 5.

La pièce n°. 3 , représente un membre thorachique , amputé à quatre travers de doigt, environ , au-dessus de l'articulation huméro-cubitale. Cette pièce a l'avantage de joindre à une exécution parfaite des muscles, dont les diverses couches nous ont été successivement démontrées, celui de présenter dans un rapport non moins remarquable, avec les muscles et les nerfs, 1°. l'artère brachiale; 2°. sa division en radiale et cubitale; 3°. la distribution et la division de ces artères à la paume de la main et aux doigts ; 4°. les diverses branches qu'elles fournissent dans leur marche, et particulièrement les artères musculo-articulaires et récurrentes , sur les anastomoses desquelles se fonde l'espoir de l'opérateur, dans ces circonstances fâcheuses où la ligature des troncs devient indispensable.

L'intérêt qui résulte de la manière dont sont exécutées ces artères ne le cède en rien à celui qui naît de leur étude sur l'homme. Aussi en voyant ces vaisseaux artificiels avons-nous cru voir l'ouvrage même de la nature.

Aux muscles et aux artères, ainsi modelés, l'auteur a joint les trois principaux nerfs qui se distribuent à l'avant-bras et à la main, le médian , le radial et le cubital. Ces nerfs occupent la place que nous leur voyons occuper lorsque, par une dissection plus ou moins pénible, nous voulons les suivre jusque dans leurs dernières divisions.

Si nous avons donné de justes éloges à l'auteur pour la précision que nous avons remarquée dans la distribution des artères, nous ne lui en devons pas moins pour celle qui a lieu dans la représentation des organes du sentiment.

M. Ameline a donné une couleur différente à chacun de ces trois nerfs, pour éviter la confusion qui, au premier aspect, pourrait résulter de l'entrecroisement de leurs rameaux et de leurs ramifications. C'est ainsi que dans les cartes géographiques, on fait distinguer les différens pays par un genre particulier d'enluminure. Cette application nous a paru heureuse. C'est un excellent moyen pour faciliter aux élèves l'étude de cette branche importante de l'anatomie.

La pièce n°. 4 est une tête dont les tégumens sont enlevés ; les coupes multipliées et très ingénieuses que l'auteur y a faites, en tous les sens, permettent de voir, de la manière la plus distincte, les nombreuses parties qui entrent dans la composition de cette portion de l'homme (le cerveau excepté, dont **M.** **Ameline** ne s'est pas encore occupé, mais qu'il se propose d'exécuter plus tard).

Cette pièce offre l'aspect de tous les muscles du crâne, de la face et du cou, à la hauteur du cartilage cricoïde. On y voit les artères temporales et occipitales, le nerf facial et ses ramifications, enfin cette réunion de parties dont la dissection fait le désespoir de l'anatomiste, même le plus exercé, et dont l'étude présente de si grandes difficultés; aussi ce n'est point sans une surprise bien agréable, que nous avons pu, dans un instant, suivre *la marche des artères* maxillaire interne et linguale, du nerf trifacial et autres, et saisir tous leurs rapports avec les muscles nombreux de cette région. Cinq minutes suffisent pour démonter et rétablir cet appareil.

M. Ameline nous a présenté ensuite un modèle de l'homme entier et debout. C'est un composé d'un nombre, pour ainsi dire, infini, de parties, toutes exécutées avec une égale perfection.

Pour procéder méthodiquement dans l'exposé que nous avons à faire sur cette réunion de pièces qui forment une apparence de corps humain, nous allons, messieurs, suivre l'ordre que l'auteur a mis dans la description qu'il nous en a faite.

Il a d'abord enlevé la peau, espèce d'étui en carton, composé de 17 morceaux.

C'est alors qu'un admirable tableau s'est offert à nos yeux; dans ce tableau, image exacte des formes et des rapports de toutes les parties entre elles, nous avons principalement porté nos regards sur la distribution des nerfs et des vaisseaux, de même que sur les régions cervicale, axillaire et inguinale, le pli du coude et celui du jarret. Nous croyons ne pouvoir nous dispenser d'entrer dans quelques détails à ce sujet.

1°. Dans l'espace triangulaire sus-claviculaire, l'on voit, comme sur le cadavre même, les nerfs nombeux sous-cutanés, et leurs diverses distributions. Bientôt, par l'enlèvement d'une pièce triangulaire sur laquelle sont fixés ces mêmes nerfs, l'on met à découvert les parties plus profondes du plexus cervical, ses rameaux ascendans, descendans et transverses et leurs liaisons avec les artères cervicales, scapulaires, etc. Toutes ces parties, que l'on croit avoir été vivantes, sont entourées d'une matière cotonneuse qui tient lieu du tissu cellulaire abondant dont elles sont enveloppées dans l'état naturel. (Nous devons faire observer que cette matière cotonneuse supplée, en général, assez bien au tissu cellulaire , en remplissant les espaces intermusculeux et les creux qui résultent de leurs diverses dispositions ; mais ce moyen accessoire employé par l'auteur , nous paraît trop éloigné de la vérité pour mériter d'être mentionné, comme étant digne de votre attention.)

2°. Le creux de l'aisselle fidèlement représenté par les saillies des muscles grand pectoral , grand dorsal et grand rond , laisse voir le merveilleux ensemble de l'artère axillaire, de ses divisions et de ses rapports avec les six nerfs du bras , exprimés d'un côté par six cordons blancs, et de l'autre par des cordons de couleurs différentes. Ce tableau de la nature a d'autant plus excité notre attention, que, pour la première fois , nous le voyons sur l'homme considéré debout, position qui seule permet d'étudier l'état naturel des parties, et , qu'à l'exemple de M. Ameline, les professeurs d'anatomie devraient adopter dans leurs démonstration, ce qui serait extrêmement facile en employant le moyen dont , depuis plusieurs années , se sert notre zélé confrère ; moyen dont il nous a entretenu et qui fera la matière d'un mémoire qu'il se propose d'envoyer à la société.

3°. Au pli du bras , nous avons remarqué ce

même ensemble, cette même exactitude dans les formes et les relations des muscles, des artères, des nerfs, etc.

4°. En examinant l'espace triangulaire de l'aine, nous avons été frappés de la représentation, on ne peut pas plus fidèle, des vaisseaux sanguins et des nerfs, que, par l'enlèvement successif des muscles, l'on peut suivre aisément dans toute l'étendue de la cuisse.

5°. Au jarret, nous avons aussi remarqué la grande exactitude qui règne, dans l'exécution de l'espace quadrangulaire qu'il présente, les rapports rigoureusement observés des vaisseaux et des nerfs, la distribution parfaitement rendue des artères articulaires, et la simplicité du moyen employé par l'auteur pour imiter ces anastomoses que l'on ne met pas toujours à découvert par les injections, et qu'il importe tant au chirurgien de bien connaître.

C'est après avoir pris connaissance de cette pièce entière, et l'avoir ainsi examinée dans son ensemble, que nous avons invité M. Ameline à vouloir bien nous la montrer en détail, ainsi qu'il l'avait fait pour les pièces partielles. Il a enlevé successivement les muscles de la poitrine et du dos : nous avons examiné ensuite la structure des parois de la cavité du bas-ventre, telles qu'elles s'offrent dans la nature, après qu'on en a retiré les viscères ; ainsi les muscles diaphragme, psoas et iliaque, la situation de l'aorte ventrale et de la veine cave, la division et la distribution des branches de l'hypogastrique, etc., ont pu être étudiés par nous de la manière la plus instructive. Il en a été de même des rapports qui existent entre l'artère épigastrique et le cordon testiculaire, ce qui a fourni à l'auteur l'occasion de nous démontrer les divers changemens qui s'opèrent dans la position de ces parties, lorsqu'il se forme des hernies inguinales, internes ou externes ; et, à ce sujet, il nous a entretenu d'un moyen qu'il se propose d'exécuter, à la faveur duquel il produira des hernies et fera voir les changemens dont nous venons de parler.

Il a enlevé le psoas et mis à découvert le plexus lombo-abdominal, il nous a fait remarquer le plexus sacré et les divers rameaux qu'il fournit à toutes les parties de la cuisse et de la jambe, jusqu'à l'extrémité des orteils.

Ce que nous avons dit précédemment en parlant des pièces n°°. 3 et 4, nous ne pourrions que le répéter ici. Nous ajouterons seulement, 1°. que la tête de ce corps artificiel, comme celle dont nous vous avons déjà entretenu, offre diverses coupes à la faveur desquelles on voit d'une manière si précise tous les muscles, les vaisseaux, les nerfs, etc., que l'explication de leurs usages et le mécanisme des mouvemens en dérivent nécessairement;

2°. Que la région fémoro-coxale laisse si bien apercevoir l'ensemble des muscles, des vaisseaux et des nerfs, que nous doutons que par la dissection on puisse obtenir plus d'exactitude et de clarté;

3°. Que l'étude de l'épaule, par la vérité des objets dont l'image est si bien tracée, par l'addition ou la soustraction faciles des muscles, n'est pas moins digne d'intéresser l'homme qui aime à lire dans le livre de la nature, et que la manière dont on distingue les parties accessoires, telles que les vaisseaux et les nerfs, donne une idée extrêmement précise de leur position.

D'après l'exposé que nous avons eu l'honneur de vous faire, il est aisé de juger combien le travail de M. Ameline l'emporte sur tout ce qui a été fait d'analogue jusqu'à ce jour, soit pour faciliter l'étude de l'anatomie, soit pour en retracer le souvenir.

Les moyens qui ont été employés jusqu'ici,

sont, la peinture, le dessin et la gravure, les pièces desséchées, et la sculpture ou modelage en bois, en liége, en cire, etc. ; mais ces moyens sont loin d'atteindre le but que l'on s'était proposé. La peinture, le dessin et la gravure n'indiquent point toutes les surfaces d'une partie, elles ne peuvent faire connaître d'autres liaisons des parties entre elles que les liaisons latérales.

Nous ne parlerons pas des pièces desséchées ; elles sont à peu près perdues pour l'étude, puisqu'en changeant de forme, elles ne peuvent plus laisser apercevoir les liaisons ou rapports qu'elles avaient entre elles dans l'état frais ; et la connaissance de ces liaisons ou rapports, constituant la science anatomique, on sent de combien peu d'utilité sont des pièces ainsi préparées.

Quant aux pièces sculptées, on sait qu'il en existe à Florence une en bois, qui a été exécutée par Fontana ; mais elle est, dit-on, trop loin de la perfection à laquelle doit être portée l'imitation des parties, pour qu'il soit possible de la substituer utilement à ces mêmes parties.

Il existe une autre pièce semblable à l'école de Paris. Ce n'est, pour ainsi dire, qu'une ébauche , aussi est-elle reléguée dans un coin poudreux du cabinet d'anatomie.

Nous en avons vu une en liége , sur laquelle l'académie de médecine nous avait chargé , en 1804, de lui faire un rapport ; mais les muscles de cette espèce de mannequin étaient si éloignés de ce qu'ils sont dans la nature, que nous avons cru ne pas même devoir en entretenir l'académie.

La seule sculpture en cire a pu donner une idée parfaite des surfaces ; aussi nous avouerons qu'il serait difficile d'obtenir des copies plus riches d'exactitude et de vérité. C'est pour cela, sans doute , que ce genre imitatif anatomique a obtenu les suffrages des savans les plus distingués , et la protection du gouvernement qui , en l'année 1807 , a créé un établissement de modelage , sous la direction de M. Laumonier, chirurgien , à Rouen. C'est là que se sont formés, dans l'art de faire de belles préparations anatomiques, ces hommes habiles qui enrichissent chaque jour les cabinets de nos écoles de nombreuses et magnifiques productions dont l'utilité semble avoir été consacrée par le fait même de la formation d'un tel établissement.

Cependant , si nous comparons le chef-d'œu-

vre de M. Ameline , avec les chefs-d'œuvre
sortis des mains de MM. Laumonier , Pinson
et autres , nous pensons que le travail de
M. Ameline doit l'emporter sur tous les travaux de ces habiles modeleurs. Sans doute ,
par l'un comme par l'autre procédé , l'on peut
rendre la forme des parties avec une égale
exactitude ; mais dans celui de M. Ameline ,
l'on n'a pas à craindre les altérations que le
moindre choc , ou une température un peu
élevée peuvent produire dans les figures en
cire. Les figures de M. Ameline peuvent être
examinées dans tous les sens. Les figures en
cire , telles qu'on les a exécutées jusqu'ici, ne
peuvent être étudiées que d'un seul côté ;
les premières permettent de faire une synthèse
exacte et une dyérèse facile de toutes les parties du corps ; les secondes ne présentent
qu'une masse dont on n'aperçoit que les surfaces supérieures. Mais, ainsi que déjà nous
l'avons dit , comme ce n'est que dans la connaissance des rapports que consiste essentiellement la science anatomique, il est constant
que l'on ne peut acquérir cette science avec
des modèles à une seule surface. La possibilité
d'étudier toutes les liaisons des parties à l'aide
des moyens proposés et exécutés par M. Ame-

line, doit donc principalement établir la su-
périorité de ce procédé sur ceux du modelage
en cire ; moyen qui, cependant, offre dans
quelques circonstances des avantages exclusifs ;
lorsqu'il s'agit, par exemple, de représenter
certaines parties diaphanes.

Enfin, Messieurs, pour nous résumer, et
attendu que

Les modèles de M. Ameline sont de la plus
grande utilité pour préparer à l'étude de l'anatomie ;

Qu'ils ne le sont pas moins pour le praticien
qui, l'ayant étudiée sur le cadavre, veut se
rappeler ce qu'il a déjà vu, et principalement
ce qu'il lui importe de bien connaître au moment d'une opération ;

Que grand nombre de savans à qui la connaissance d'eux-mêmes n'est étrangère, que
par la répugnance bien naturelle de l'étudier
sur le cadavre, pourraient acquérir ainsi la
science de leur organisation, et se rendre
compte d'une infinité de phénomènes physio-
logiques et pathologiques ;

Nous croyons qu'un travail de cette importance est digne de vos suffrages. Aussi nous
concluons à ce que la Société royale des sciences donne son approbation aux procédés de

M. Ameline ; que son travail soit annoté honorablement dans le procès verbal de la séance de ce jour ; enfin , que la Société agrée le vœu qu'a émis ce savant professeur, d'être inscrit au nombre de ses correspondans.

Nous demandons en même temps qu'il soit écrit au ministre de l'intérieur , pour réclamer sa bienveillance en faveur de M. Ameline, dont les précieux modèles sont si dignes de tenir une place distinguée dans tous les établissemens publics qui sont consacrés à l'étude de l'homme.

Arrêté , en commission , le 8 octobre 1819.

FABRÉ-PALAPRAT , rapporteur.

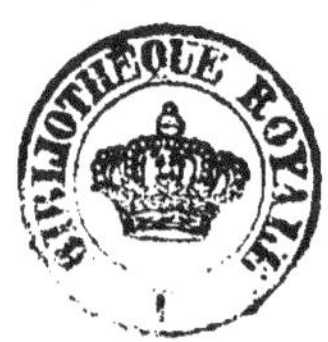

www.ingramcontent.com/pod-product-compliance
Lightning Source LLC
Chambersburg PA
CBHW071250130726
47998CB00003B/1124